# BEI GRIN MACHT SICH IHR WISSEN BEZAHLT

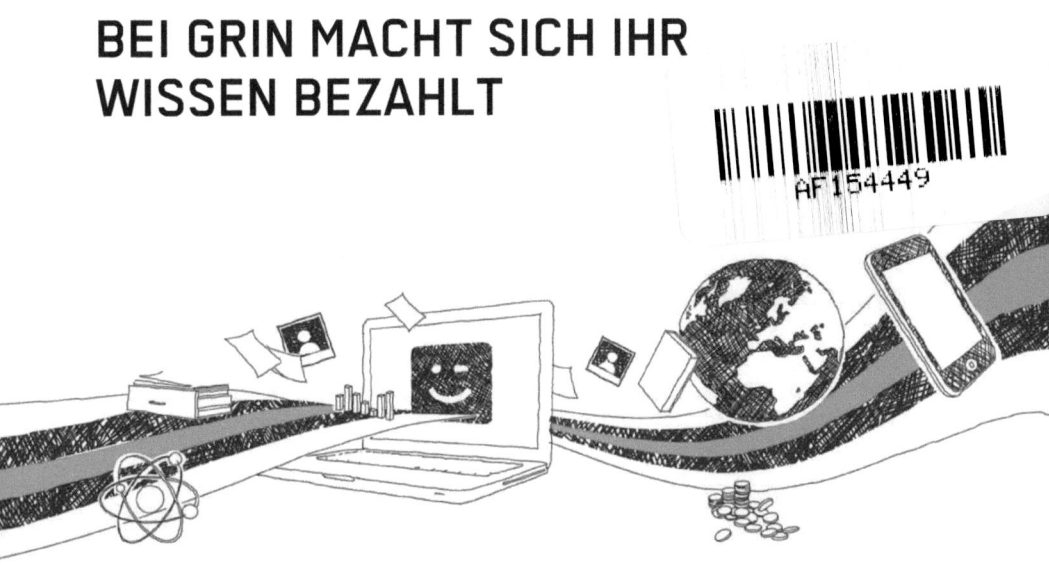

AF154449

- Wir veröffentlichen Ihre Hausarbeit,
  Bachelor- und Masterarbeit

- Ihr eigenes eBook und Buch -
  weltweit in allen wichtigen Shops

- Verdienen Sie an jedem Verkauf

## Jetzt bei www.GRIN.com hochladen und kostenlos publizieren

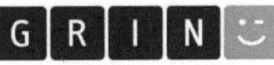

Stefan Christian Schuschies

# Zur Gesundheitssituation von Kindern und Jugendlichen. Ergebnisse der Epidemiologie und der Gesundheitsberichterstattung

## Jugend = Gesundheit: stimmt diese Formel und stimmt sie für alle Kinder und Jugendliche gleichermaßen?

GRIN Verlag

**Bibliografische Information der Deutschen Nationalbibliothek:**

Die Deutsche Bibliothek verzeichnet diese Publikation in der Deutschen National-
bibliografie; detaillierte bibliografische Daten sind im Internet über http://dnb.d-
nb.de/ abrufbar.

**Impressum:**

Copyright © 2007 GRIN Verlag GmbH
Druck und Bindung: Books on Demand GmbH, Norderstedt Germany
ISBN: 978-3-638-91831-2

**Dieses Buch bei GRIN:**

http://www.grin.com/de/e-book/84750/zur-gesundheitssituation-von-kindern-und-
jugendlichen-ergebnisse-der-epidemiologie

**GRIN - Your knowledge has value**

Der GRIN Verlag publiziert seit 1998 wissenschaftliche Arbeiten von Studenten, Hochschullehrern und anderen Akademikern als eBook und gedrucktes Buch. Die Verlagswebsite www.grin.com ist die ideale Plattform zur Veröffentlichung von Hausarbeiten, Abschlussarbeiten, wissenschaftlichen Aufsätzen, Dissertationen und Fachbüchern.

**Besuchen Sie uns im Internet:**

http://www.grin.com/

http://www.facebook.com/grincom

http://www.twitter.com/grin_com

**Hamburger Fern-Hochschule**
Studiengang Pflegemanagement

Studienfach Gesundheitswissenschaft

Hausarbeit zum Themenkomplex
**Thema C-1: Zur Gesundheitssituation von Kindern und
Jugendlichen. Ergebnisse der Epidemiologie und der
Gesundheitsberichterstattung.
Jugend = Gesundheit: stimmt diese Formel und stimmt sie für alle
Kinder und Jugendliche gleichermassen?**

von

**Stefan Christian Schuschies**

# Inhaltsverzeichnis:

# 1 Einleitung

## 1.1 Zur Epidemiologie und Gesundheitsberichterstattung

Im Titel der vorliegenden Arbeit „**Zur Gesundheitssituation von Kindern und Jugendlichen. Ergebnisse der Epidemiologie und der Gesundheitsberichterstattung.**" finden sich zwei Begriffe, welche hier kurz vorgestellt werden sollen:

**Epidemiologie**: Wissenschaftszweig, der sich mit der Verteilung von Krankheiten und deren physikalischen, chemischen, psychischen und sozialen Determinanten und Folgen in der Bevölkerung befasst (vergl. PSCHYREMBEL 2002, S.460).

**Gesundheitsberichterstattung (GBE)**: Die GBE ist eine problembezogene und wertende Sammlung von wesentlichen Gesundheitsproblemen und Gesundheitsrisiken einer räumlich und zeitlich definierten Bevölkerung. Sie dient hauptsächlich der Information der Öffentlichkeit und der Politik

(vergl. http://www.rki.de/cln_049/nn_204574/DE/Content/GBE/ Gesundheitsberichterstattung/Glossar/gbe__glossar__catalog,lv2=204676,lv3=22210 0.html#LkE3Erklaerung [Stand 16. Juli 2007]).

Die GBE gehört zu den Aufgaben des Robert-Koch-Institutes.

In der Folge werden diese Begriffe im Zusammenhang mit den Datenerhebungen bzw. deren Interpretation genannt.

## 1.2 Kinder und Jugendliche sind die Zukunft unserer Gesellschaft

Kinder und Jugendliche sind die Zukunft unserer Gesellschaft. Auf sie baut die Hoffnung, dass die neue Generation die vorhergehende im Alter wenn nicht fürsorglich, so zumindest finanziell versorgt.

Der moderne Generationenvertrag stützt sich auf das Prinzip der intergenerativen Solidarität: Die erwerbstätige Generation finanziert mit ihren Steuern und ihren Sozialabgaben die laufenden Sozialrenten. Dadurch erwirbt sie Anwartschaften auf eine eigene Sozialrente, welche aus den Beiträgen der nachwachsenden Generation beglichen werden sollen. Damit dieser Generationenvertrag funktionieren kann, braucht es ein entsprechendes Gleichgewicht in der Gesellschaft, heute ist dies noch der Fall. Die demographische Entwicklung zeigt, dass sich dieses Gleichgewicht in der Zukunft wandeln wird.

Die Relationen zwischen Alt und Jung werden sich stark verändern. Ende 2005 waren 20% der Bevölkerung jünger als 20 Jahre, auf die 65-Jährigen und Älteren entfielen 19%. Die übrigen 61% stellten Personen im so genannten Erwerbsalter (20 bis unter 65 Jahre). Im Jahr 2050 wird dagegen nur etwa die Hälfte der Bevölkerung im Erwerbsalter, über 30% werden 65 Jahre oder älter und circa 15% unter 20 Jahre alt sein. Im Anhang befindet sich die Tabelle A zur Darstellung des aktuellen und des zukünftigen Altersaufbaus. (vergl. Statistisches Bundesamt 2006).

Dies bedeutet, dass im Jahre 2050 die eine Hälfte der Bundesbürger die andere zu versorgen hat. Von diesen Menschen wird eine hohe Leistungsbereitschaft und Leistungsfähigkeit für die Bewältigung dieser Aufgabe erwartet.

Daher ist es umso bedeutender, dass den folgenden Generationen die wichtige Ressource Gesundheit zur Verfügung steht.

# 2. Zur Gesundheitssituation von Kindern und Jugendlichen. Ergebnisse der Sozialforschung und der Gesundheitsberichterstattung.

Wie steht es um die Gesundheit der Kinder und Jugendlichen in Deutschland? Da Kinder und Jugendliche eine weitgehend gesunde Bevölkerungsgruppe darstellen, hält sich innerhalb unserer Gesellschaft die Meinung: Jugend = Gesundheit.

Aber stimmt diese Formel und stimmt sie für alle Kinder und Jugendliche gleichermassen? Epidemiologische Daten der Sozialforschung und der Gesundheitsberichterstattung zeigen ein differenziertes Bild über die Gesundheitssituation dieser wohl empfindlichsten und verletzlichsten Gesellschaftsgruppe. Diese Arbeit will in aller gebotenen Kürze einige wichtige Erkenntnisse aus diesen Daten vorstellen.

## 2.1 Sozialisation und soziale Ungleichheit

„Eine gute körperliche psychische und soziale Gesundheit hilft Jugendlichen die Vielzahl von Herausforderungen des Heranwachsens produktiv zu bewältigen. Kindheit und Jugend sind sensible Perioden, in denen wesentliche Muster des Gesundheitsverhaltens entstehen und sich stabilisieren. In diesen Lebensphasen entwickeln sich Grundstrukturen individueller Verhaltensweisen, die im Erwachsenenalter fortgeführt werden" (HURRELMANN et al 2006a, S.86).

An dieser Stelle wird eine Problematik sichtbar, denn soziale Unterschiede in der Gesellschaft zeigen hier ihre Wirkung. Die soziale Entwicklung der Kinder und Jugendlichen wird weitgehend vom sozialen Umfeld beeinflusst, das heisst in den meisten Fällen von der Familie in der sie leben.

Vor allem Kinder im Vorschulalter sind stark von den Möglichkeiten der Eltern abhängig, durch entsprechende Arrangements Erfahrungen ausserhalb der Wohnung zu erschliessen. Es gibt nur wenige Felder in denen sich kindliche Aktivitäten spontan und ungeplant in der räumlichen Umwelt entfalten können. Es sind die Erwachsenen mit ihrer eigenen sozialen Prägung und ihrem eigenen pädagogischem Verständnis, welche die möglichen Spielplätze ihrer Kinder einrichten. Die Möglichkeiten der Kinder zur Selbstbestimmung und Selbstregulierung wird dadurch eingeschränkt. Diese Situation wird noch dadurch geschärft, dass die soziale und ökonomische Lage einer Familie, also die Unterschiede in den wichtigsten Ressourcen Einfluss, Einkommen, Besitz und Bildung auf die Eltern-Kind-Beziehung ausstrahlen. Die Verteilung der materiellen und nichtmateriellen Ressourcen ist in unserer Gesellschaft durch eine erhebliche Ungleichheit gekennzeichnet. Die Stabilität der Verteilung der Ungleichheit von einer Generation zur nächsten erweist sich als hoch. Die soziale Position in der Gesellschaft wird in grossem Umfang an die Generation der Kinder weitergegeben, was im eigentlichen Sinne eine Reproduktion der sozialen Ungleichheit von einer Generation zur nächsten bedeutet (vergl. HURRELMANN 2002/2006b S. 170f, S. 251).

Wird an dieser Stelle der Begriff „soziale Ungleichheit" verwendet, so soll darunter die ungleiche Verteilung der Ressourcen Macht, Einfluss, Prestige, Einkommen, Besitz und Bildung und deren ungleiche Verteilung in der Gesellschaft verstanden werden. Wobei diejenigen, welche wenig auf diese Ressourcen zurückgreifen können, von sozialer Ungleichheit betroffen sind. Diejenige Gesellschaftsgruppe, welche auf die genannten Ressourcen in umfangreichem Masse zurückgreifen kann, wird dagegen nicht als von sozialer Ungleichheit betroffen bezeichnet.

In der Sozialisationsforschung wurden bereits in den 1970er Jahren die Zusammenhänge zwischen dem sozialen Status der Eltern und die Persönlichkeitsentwicklung ihrer Kinder intensiv diskutiert. Die zentrale These in dieser schichtspezifischen Sozialisationsforschung war, dass die durch die ungleiche berufliche Alltagserfahrung und Bildung beeinflusste Persönlichkeitsstruktur der Eltern in der familialen Interaktion durch bestimmte Erziehungspraktiken an die Kinder weitergegeben werden und auf diese Weise der soziale Status durch die Sozialisation vererbt wird (vergl. HURRELMANN 2002/2006b, S. 173).

Die Gesundheitsberichterstattung des Bundes am Robert-Koch-Institut stellt in ihrem Bericht vom Juli 2006 „Gesundheit in Deutschland" fest, dass der soziale Status, beziehungsweise die soziale Lage einen Einfluss auf die Gesundheit der (erwachsenen) Menschen hat.

**Soziale Lage und Gesundheit:**
Der allgemeine Lebensstandard, das Durchschnittseinkommen so- wie das Bildungsniveau in Deutschland sind in den vergangenen Jahrzehnten kontinuierlich gestiegen. Gleichzeitig haben jedoch an- gesichts schwieriger wirtschaftlicher Rahmenbedingungen und der anhaltend hohen Arbeitslosigkeit Ungleichheit und Armutsrisiken tendenziell zugenommen. So hat sich der Anteil der Sozialhilfeem- pfängerinnen und -empfänger an der Bevölkerung seit Anfang der 1960er Jahre von unter einem, auf über drei Prozent im Jahr 2002 erhöht. Auch die Zahl der von Einkommensarmut bedrohten Menschen ist angestiegen. Derzeit sind 13,5 Prozent der Bevölkerung einem erhöhten Armutsrisiko ausgesetzt. Kinder und Jugendliche sind dabei überdurchschnittlich, ältere Menschen vor allem ab 65 Jahren, unterdurchschnittlich betroffen. Sozial benachteiligte Bevölkerungsgruppen sind durch stärkere Arbeitsbelastungen, schlechtere Wohnverhältnisse, vermehrten Zigarettenkonsum, häufigeres Übergewicht und grösseren Bewegungsmangel einem teilweise deutlich erhöhten Krankheitsrisiko ausgesetzt. Leiden wie Schlaganfall, chronische Bronchitis, Schwindel, Rückenschmerzen und Depressionen sind in der unteren Sozialschicht sowohl bei Frauen wie Männern häufiger als in der oberen Schicht. Eine besondere Risikogruppe stellt die gewachsene Zahl der Arbeitslosen dar. Bei den 20- bis 59-Jährigen leiden knapp 50 Prozent der Arbeitslosen, dagegen rund 30 Prozent der erwerbstätigen Männer und Frauen unter gesundheitlichen

Beschwerden. Dies führt bei Arbeitslosen im Vergleich mit Erwerbstätigen zu einer etwa doppelt so grossen Zahl von Krankenhaustagen. Schlechter gestellt sind auch die mehr als eine Million allein erziehenden Frauen. Ende 2002 war jede vierte von ihnen sozialhilfeabhängig. Allein erziehende Mütter sind generell unzufriedener mit ihrer Lebenssituation als verheiratete Mütter und leiden vermehrt unter Bronchitis, Leber- und Nierenleiden sowie psychischen Erkrankungen.

Bei den deutlich weniger zahlreichen allein erziehenden Vätern finden sich diese gesundheitlichen Beeinträchtigungen nicht (vergl. Gesundheitsberichterstattung des Bundes, Gesundheit in Deutschland, 2006, S. 83).

Greifen wir das Thema „Zusammenhänge zwischen dem sozialen Status der Eltern und die Persönlichkeitsentwicklung ihrer Kinder" hier wieder auf. Trifft die These der Sozialforschung zu, so müsste der Gesundheitszustand mit der sozialen Lage in der die Kinder und Jugendlichen leben ähnlich korrelieren, wie derjenige der Elterngeneration.

### Armut bei Kindern und Jugendlichen und die Auswirkung auf die Gesundheit

Ein oftmals kontroverser Punkt in der Diskussion über Armut ist die Frage nach der Bezugsgrösse. Offenkundig ist, dass Armut in Deutschland nicht mit der in anderen Regionen der Welt vergleichbar ist. Armut kann absolut und relativ gefasst werden. Absolute Armut bezeichnet das Fehlen der unumgänglich lebensnotwendigen Grundlagen (Essen, Kleidung, Wohnen etc.) und die daraus resultierende existenzielle Bedrohung. Wenn in Deutschland oder anderen europäischen Ländern von Armut gesprochen wird, dann ist hingegen überwiegend eine relative Armut gemeint, im Sinne einer sozialen Benachteiligung im Verhältnis zum mittleren gesellschaftlichen Lebensstandard (vergl. ROBERT-KOCH-INSTITUT Heft 4 - Armut bei Kindern und Jugendliche, 2005, S. 7).

### Die Verbreitung der Armut im Kindes- und Jugendalter

Die folgenden Zahlen stellen die Verbreitung des Armutsrisikos in Deutschland dar. Zur Abgrenzung des Armutsrisikos wird der auf EU-Ebene vereinbarte Schwellenwert (60% vom Median des Nettoäquivalenzeinkommens) zugrunde gelegt. Es wird deutlich, dass Kinder und Jugendliche überproportional häufig in Haushalten leben, die einem Armutsrisiko ausgesetzt sind. Im Jahr 2002 waren 13-20% der unter 18-Jährigen in den alten und 15-17% in den neuen Bundesländern durch Armut bedroht. Die Vergleichswerte für die 18- bis 64-Jährigen (West: 11,3%, Ost: 12,9%) und auch der 65-Jährigen und Älteren (West: 13,6%, Ost: 5,2%) lagen deutlich niedriger. Hierzu auch die Tabelle 1 (vergl. ROBERT-KOCH-INSTITUT Heft 4 - Armut bei Kindern und Jugendlichen, 2005, S. 9).

Armutsrisiko nach Altersgruppen 1992 bis 2002
Quelle: Sozio-oekonomisches Panel (SOEP)

| Armutsrisiko | 1992 | | 1994 | | 1996 | | 1998 | | 2000 | | 2002 | |
|---|---|---|---|---|---|---|---|---|---|---|---|---|
| | West | Ost | West | Ost | West | Ost | West | Ost | West | Ost | West | Ost |
| Äquivalenzeinkommen (Median, in €)[a] | 938 | 586 | 1.005 | 761 | 1.057 | 851 | 1.073 | 885 | 1.148 | 933 | 1.215 | 1.002 |
| Armutsrisikogrenze (in €)[b] | 563 | 352 | 603 | 457 | 634 | 511 | 644 | 531 | 689 | 560 | 729 | 601 |
| Armutsrisikoquoten (in %) | | | | | | | | | | | | |
| 0 bis 6 Jahre | 12,0 | 14,0 | 11,5 | 19,0 | 11,6 | 14,8 | 16,0 | 14,3 | 14,5 | 20,1 | 13,0 | 14,7 |
| 7 bis 14 Jahre | 13,8 | 8,9 | 13,3 | 11,1 | 12,7 | 11,2 | 10,9 | 9,8 | 13,1 | 13,5 | 13,6 | 17,1 |
| 15 bis 17 Jahre | 16,3 | 10,9 | 14,4 | 11,9 | 17,8 | 12,7 | 18,8 | 11,0 | 16,7 | 15,1 | 20,2 | 16,4 |
| 18 bis 64 Jahre | 9,7 | 7,8 | 9,8 | 9,2 | 11,3 | 9,6 | 11,5 | 8,6 | 11,1 | 8,9 | 11,3 | 12,9 |
| 65 Jahre und älter | 13,4 | 9,7 | 10,0 | 6,7 | 10,6 | 6,9 | 11,4 | 1,4 | 11,0 | 4,6 | 13,6 | 5,2 |
| Gesamt | 11,0 | 8,8 | 10,4 | 9,8 | 11,6 | 9,8 | 12,0 | 9,3 | 11,7 | 9,3 | 12,3 | 12,0 |

[a] Berechnet nach den Regelsetzproportionen der neuen OECD-Skala
[b] Schwellenwert zur Abgrenzung des Armutsrisikos bei 60% des mittleren Nettoäquivalenzeinkommens (Median)

Tabelle 1, Armutsrisiko nach Altergruppen 1992 bis 2002

Über die Gründe von Armut, sozialer Benachteiligung bzw. sozialer Ungleichheit kann hier nicht näher eingegangen werden. In der Folge soll aber darüber berichtet werden, ob diese festgestellte soziale Un- gleichheit einen Einfluss auf die körperliche und psychische Ent- wicklung von Kindern und Jugendlichen hat und ob dies Aus- wirkungen auf deren Gesundheit zeigt. Hierzu sollen einige aus- gewählte Ergebnisse der Expertise des Robert-Koch-Instituts zum Thema „Armut soziale Ungleichheit und Gesundheit" aus dem Jahre 2005, sowie aus der Kinder- und Jugendgesundheitssurvey (KiGGS) vorgestellt werden.


## 2.2 Ausgewählte Ergebnisse der Expertise des Robert-Koch-Instituts zum Thema „Armut soziale Ungleichheit und Gesundheit".

**Gesundheit von Kindern und Jugendlichen in Abhängigkeit von ihrer Lebenslage:**

In Deutschland werden Kinder vor ihrer Einschulung in der Regel vom Öffentlichen Gesundheitsdienst medizinisch untersucht, um Entwicklungsverzögerungen und Gesundheitsstörungen zu ermitteln und gegebenenfalls eine Behandlung einzuleiten. In einigen Bundesländern, hier das Bundesland Brandenburg, werden zusätzlich zu den Untersuchen der Kinder auch Daten zur Schulbildung und zum Erwerbsstatus der Eltern erhoben. Hier lässt sich der Gesundheitszustand der Kinder im

Zusammenhang mit ihrer sozialen Herkunft betrachten. Wie die Ergebnisse der Brandenburger Einschulungsuntersuchungen aus dem Jahre 2002 belegen, werden gesundheitliche Beeinträchtigungen häufiger bei Kindern aus sozial schwächeren Familien festgestellt. Hierzu auch die Tabelle 2.

(vergl. ROBERT-KOCH-INSTITUT, „Armut soziale Ungleichheit und Gesundheit" 2005, S. 146-147)

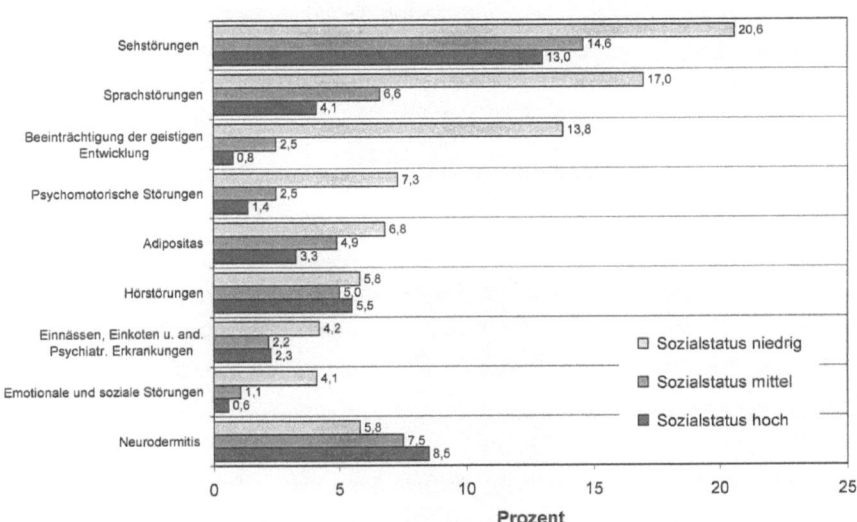

Tabelle 2, Medizinisch relevante Befunde bei Einschülerinnen und Einschülern, Brandenburger Einschulungsuntersuchungen 2002

## 2.3 Ausgewählte Ergebnisse der Kinder- und Jugendgesundheitssurvey (KiGGS):

Der Kinder- und Jugendgesundheitssurvey (KiGGS) ist eine Studie des Robert Koch-Instituts zum Gesundheitszustand von Kindern und Jugendlichen im Alter von 0-17 Jahren. Da diese Studie noch relativ neu ist, werden hier einige Informationen zum Studienaufbau abgegeben.

### Ziel der Studie

Ziel der Studie ist es, umfassende Daten zur gesundheitlichen Lage von Kindern und Jugendlichen in Deutschland zu erheben [und] zu analysieren... Die Ergebnisse sollen dazu beitragen, den Wissensstand über den Gesundheitszustand der Kinder und Jugendlichen in Deutschland zu verbessern. Sie sollen helfen, Problemfelder und Risikogruppen zu identifizieren, Gesundheitsziele zu definieren und Ansätze für Hilfsmassnahmen (Interventionen) und Vorbeugung (Prävention) zu entwickeln und umzusetzen.

### Durchführung der Studie

Die Datenerhebung dauerte von Mai 2003 bis Mai 2006. In diesem Zeitraum besuchten Untersuchungsteams des Robert Koch-Instituts 167 Städte und Gemeinden in ganz Deutschland... und führten die "Feldarbeit" in eigens für diesen Zweck eingerichteten Studienzentren durch. ...[es] durchliefen insgesamt 17.641 Jungen und Mädchen das Studienprogramm, das medizinische Untersuchungen und Tests, ein ärztliches Eltern-Interview, eine Probennahme von Blut und Urin sowie eine schriftliche Befragung der Eltern und ab 11 Jahren der Jugendlichen selbst umfasste.

### Aktueller Stand

Zurzeit befindet sich das Projekt in der Auswertungsphase. Erste Ergebnisse wurden der Fachöffentlichkeit im September 2006 im Rahmen eines Symposiums vorgestellt. Im Februar 2007 wurde eine Broschüre mit ersten zentralen Ergebnissen an die Studien-Teilnehmer versendet.

### Wie geht es weiter mit KiGGS?

Im Mai 2007 ist eine Basispublikation als Schwerpunktheft des Bundesgesundheitsblatts mit mehr als 40 Einzelbeiträgen zur KiGGS-Studie erschienen. Dabei handelt es sich um die erste umfassende Ergebnisdarstellung. Das Schwerpunktheft bildet den Auftakt zu weiteren, tiefer gehenden Auswertungen, die in verschiedenen Fachzeitschriften veröffentlicht werden.

Stand: Mai 2007

(www.kiggs.de [Stand 11. Juli 2007])

### KiGGS - Ausgewählte Ergebnisse:

#### Tabak-, Alkohol- und Drogenkonsum von Jugendlichen in Deutschland.

Der Tabak-, Alkohol- und Drogenkonsum gehört aufgrund der nachhaltigen Folgen für die Gesundheit zu den zentralen Themenfeldern der Prävention und Gesundheitsförderung im Kindes- und Jugendalter. Die Daten des Kinder- und Jugendgesundheitssurveys (KiGGS) zeigen, dass in Deutschland zurzeit 20,5 % der

11- bis 17-jährigen Jungen und 20,3 % der gleichaltrigen Mädchen rauchen. Von den Jugendlichen, die selbst nicht rauchen, sind mehr als ein Viertel mehrmals in der Woche Ta-
bakrauch ausgesetzt, etwa ein Fünftel sogar fast jeden Tag. Alkohol haben 64,8 % der Jungen und 63,8 % der Mädchen schon einmal getrunken. Etwa ein Drittel der Jungen und ein Viertel der Mädchen gaben an, zurzeit mindestens einmal in der Woche Alkohol zu konsumieren. Haschisch oder Marihuana haben in den letzten 12 Monaten vor der Befragung 9,2 % der Jungen und 6,2 % der Mädchen genommen. Andere Drogen wie Ecstasy, Amphetamine oder Speed wurden von weniger als 1 % der Jugendlichen konsumiert. Der Gebrauch psychoaktiver Substanzen nimmt mit dem Alter deutlich zu und ist dementsprechend bei den 16- bis 17-Jährigen am stärksten verbreitet. Jugendliche aus Familien mit niedrigem Sozialstatus rauchen häufiger, beim Alkohol- und Drogenkonsum sind hingegen keine bedeutsamen statusspezifischen Unterschiede zu beobachten. Erhöhte Rauchprävalenzen finden sich ausserdem bei Jungen und Mädchen, die eine Hauptschule besuchen und in den neuen Bundesländern leben. Die Ergebnisse unterstreichen die Notwendigkeit einer früh ansetzenden Suchtprävention, die sowohl Interventionen zur Verhin-
derung des Einstiegs in den Substanzgebrauch als auch Angebote zur Entwöhnung beinhalten sollte. Hierzu auch die Tabelle B im Anhang. (vergl. BUNDESGESUNDHEITSBL – GESUNDHEITSFORSCH- -GESUNDHEITSSCHUTZ 2007, · 50:S. 600– 608).

Diese neuen Daten zum **Tabakkonsum** von Kindern und Jugendlichen zeigt den Zusammenhang sozialer Schichtung und dem Rauchverhalten auf. Gleich der Erwachsenengeneration rauchen Kinder und Jugendliche aus niedriger sozialer Schicht häufiger als aus höheren Schichten. Es zeigt sich also wie bereits oben erwähnt, dass Eltern ihre Persönlichkeitsstruktur durch Interaktionen innerhalb der Familie und durch bestimmte Erziehungspraktiken an die Kinder weitergegeben.
Auf den Alkohol- und Drogenkonsum kann an dieser Stelle nicht weiter eingegangen werden.

**Die Verbreitung von Übergewicht und Adipositas bei Kindern und Jugendlichen**

Übergewicht und Adipositas sind ein wachsendes gesundheitliches Problem. Bislang gab es für Kinder und Jugendliche jedoch keine repräsentativen altersspezifischen Aussagen zur Verbreitung des

Problems in Deutschland. Im Rahmen des bundesweiten Kinder- und Jugendgesundheitssurveys (KiGGS) wurden die Teilnehmer im Studienzentrum standardisiert gemessen und gewogen. Zur Definition von Übergewicht und Adipositas wurden die von Kromeyer-Hauschild et al. vorgelegten Referenzdaten zur Verteilung des Body-Mass-Index (BMI) zugrunde gelegt.

Damit liegen erstmalig repräsentative Informationen zur Verbreitung von Übergewicht und Adipositas vor:

- 15% der Kinder und Jugendlichen von 3–17 Jahren haben einen BMI oberhalb des 90. Perzentils der Referenzdaten und sind damit übergewichtig.

- Eine Untergruppe davon, nämlich 6,3% aller 3- bis 17-Jährigen, leidet nach dieser Definition unter Adipositas, da ihr BMI oberhalb des 97. Perzentils der Referenzdaten liegt.

- Der Anteil der Übergewichtigen steigt von 9% bei den 3- bis 6-Jährigen, über 15% bei den 7- bis 10-Jährigen, bis hin zu 17% bei den 14- bis 17-Jährigen.

- Die Verbreitung von Adipositas beträgt bei den 3- bis 6-Jährigen 2,9% und steigt über 6,4% bei den 7- bis 10-Jährigen, bis auf 8,5% bei den 14- bis 17-Jährigen.

Klare Unterschiede zwischen Jungen und Mädchen oder zwischen den alten und neuen Bundesländern sind nicht zu erkennen. Ein höheres Risiko für Übergewicht und Adipositas besteht bei Kindern aus Familien mit niedrigem Sozialstatus, bei Kindern mit Migrationshintergrund und bei Kindern, deren Mütter ebenfalls übergewichtig sind. Hierzu auch die Tabelle C im Anhang (vergl. BUNDESGESUNDHEITSBL – GESUNDHEITSFORSCH- -GESUNDHEITSSCHUTZ 2007, · 50: S. 736– 743).

Auch hier ist ersichtlich, dass Kinder und Jugendliche vorgelebte Muster des Gesundheitsverhaltens von der Elterngeneration übernehmen, wobei wiederum ein niedriger Sozialstatus als Risikofaktor für ein negatives Gesundheitsverhalten angesehen wird.

# 3. Zusammenfassung

Die demografische Entwicklung lässt erwarten, dass im Jahre 2050 nur etwa die Hälfte der Bevölkerung sich im Erwerbsalter befinden wird und daher die andere Hälfte zu versorgen hat. Von der heute jungen Bevölkerungsgruppe wird daher für die Zukunft eine hohe Leistungsfähigkeit erwartet. Daher ist es umso wichtiger, dass den folgenden Generationen die wichtige Ressource Gesundheit zur Verfügung steht. Zwar hält sich in der Gesellschaft die Meinung „Jugend = Gesundheit", aber stimmt diese Formel und stimmt sie für alle Kinder und Jugendliche gleichermassen? Aus der Gesundheitsberichterstattung und den Berichten der bundesweiten Kinder- und Jugendgesundheitssurvey (KiGGS) ist ersichtlich, dass es im Gesundheitsverhalten und der körperlichen und psychischen Gesundheit sowohl von Erwachsenen, als auch von Kindern und Jugendlichen Unterschiede zwischen den sozialen Schichten gibt. In Bezug auf die Gesundheitsrisiken bestätigt sich die zentrale These der schichtspezifischen Sozialisationsforschung, dass die durch die ungleiche berufliche Alltagserfahrung und Bildung beeinflusste Persönlichkeitsstruktur der Eltern, in der familialen Interaktion durch bestimmte Erziehungspraktiken an die Kinder weitergegeben und auf diese Weise der soziale Status durch die Sozialisation vererbt wird. Kinder und Jugendliche aus Familien mit niedrigem Sozialstatus haben ein grösseres Gesundheitsrisiko, als solche aus Familien mit mittlerem und hohem Sozialstatus.

Das Fazit lautet daher: Die Formel „Jugend = Gesundheit" stimmt nicht. Aber: Jugend kann mit Gesundheit assoziiert werden, solange diese in einer höheren sozialen Schicht stattfindet.

# 4. Ausblick

Die dargestellten Forschungsergebnisse lassen einen sozialen Gradienten für Gesundheit erkennen. An anderen Stellen wird aber ebenso oft darauf hingewiesen, dass soziale Ungleichheit nicht zwangsläufig zu einer gesundheitlichen Ungleichheit führen muss.

Dies ist insofern nachvollziehbar, da nicht die gesamte Gruppe der von sozialer Ungleichheit Betroffener auch wirklich erkrankt.

Hier sei auf das Salutogenese-Konzept von AARON ANTONOVSKY verwiesen: Das Salutogenese-Konzept behandelt die Frage, was Menschen trotz Belastungen gesund erhält bzw. wieder gesund werden lässt (vergl. ANTONOVSKI A./FRANKE A. (Hrsg.) 1997). Damit steht es im Gegensatz zu den Erklärungsansätzen, bei dem die Krankheit und deren auslösende und aufrechterhaltende Bedingungen (z.B. soziale Ungleichheit) den zentralen Stellenwert einnehmen. In den letzten Jahren hat das Konzept zunehmend an Bedeutung gewonnen. Zentrale Elemente aus diesem Konzept können eine wertvolle Grundlage für die Entwicklung wirksamer Kampagnen für ein positives Gesundheitsverhalten der verschiedenen Bevölkerungsgruppen darstellen. Dies ist umso wichtiger, da die heutige Jugend in der Zukunft vielfältige ökonomische und ökologische Herausforderungen bewältigen muss.

# 5. Anhang

## Tabelle A

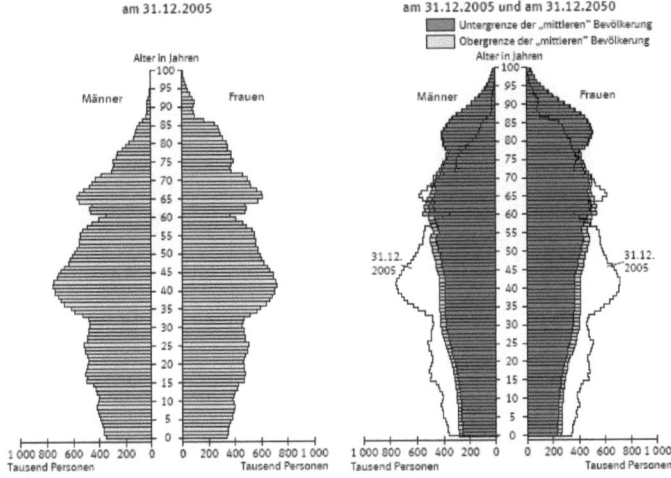

Aufbau der Bevölkerung in Deutschland (Statistisches Bundesamt 2006)

## Tabelle B

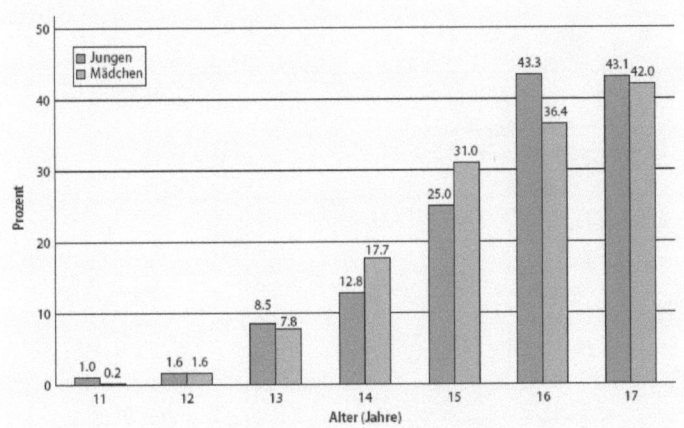

Aktuelles Rauchen bei 11- bis 17-jährigen Jungen und Mädchen (KiGGS 2007).

# Tabelle C

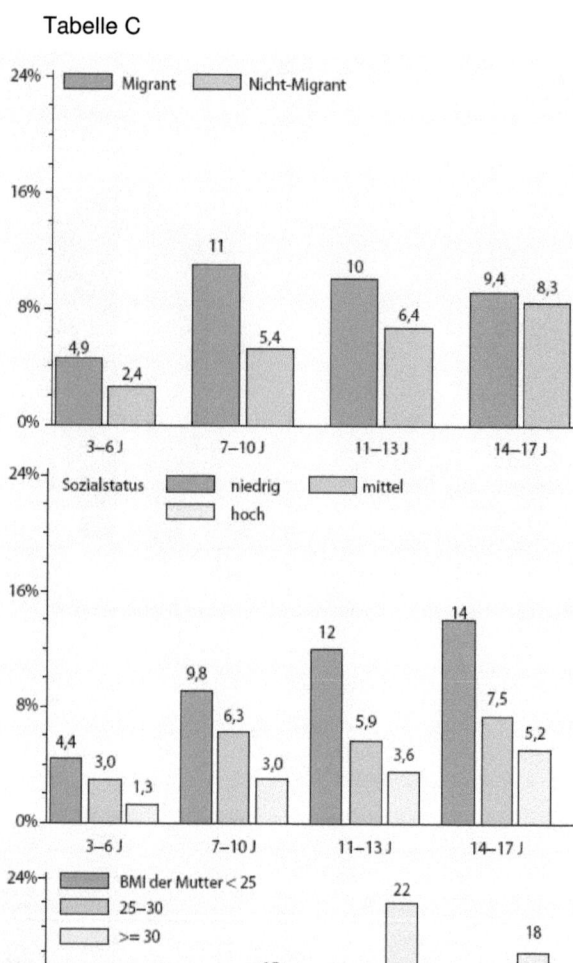

Prävalenz von Adipositas nach Migrantenstatus und Sozialstatus und
Body-Mass-Index (BMI) der Mutter (KiGGS 2007)

16

# 6. Literaturhinweise:

ANTONOVSKI A./FRANKE A. (Hrsg.) (1997): Salutogenese. Zur Entmystifizierung der Gesundheit. Tübingen: DGVT-Verlag

BUNDESGESUNDHEITSBL – GESUNDHEITSFORSCH- -GESUNDHEITSSCHUTZ 50 (2007): Spinger Medizin Verlag.

GESUNDHEITSBERICHTERSTATTUNG DES BUNDES (2006): Gesundheit in Deutschland. Berlin.

HURRELMANN K. et al (2006a): 15. Shell Jugendstudie, Jugend 2006. Frankfurt am Main: Fischer Taschenbuch Verlag.

HURRELMANN . K (2002/2006b): Einführung in die Sozialisationstheorie. Weinheim und Basel: Beltz Verlag.

JUNGBAUER-GANS M./KRIWY P. (Hrsg.) (2004): Soziale Benachteiligung und Gesundheit bei Kindern und Jugendlichen. Wiesbaden: VS Verlag für Sozialwissenschaften.

MIELCK A. (2005): Soziale Ungleichheit und Gesundheit. Bern: Verlag Hans Huber.

PSCHYREMBEL (2002): Klinisches Wörterbuch. Berlin New York: Verlag de Gryter

ROBERT-KOCH-INSTITUT (Hrsg.) (2005): Armut, soziale Ungleichheit und Gesundheit. Expertise des Robert-Koch-Instituts zum 2. Armuts- und Reichtumsbericht der Bundesregierung.

ROBERT-KOCH-INSTITUT (Hrsg.) (2005): Heft 4 - Armut bei Kindern und Jugendlichen.

STATISTISCHES BUNDESAMT (Hrsg.) (2006): Bevölkerung Deutschlands bis 2050 – 11. koordinierte Bevölkerungsvorausberechnung


www.kiggs.de (Kinder- und Jugendgesundheitssurvey, KiGGS)

www.rki.de (Robert-Koch-Institut / Gesundheitsberichterstattung)